DISSERTATION

SUR LA NATURE ET LES QUALITEZ *DES EAUX* MINERALES ET MEDICINALES DE SEGRAY, PRE'S PITHIVIERS.

Par Mr. BLONDET, *Docteur en Médecine de l'Université de Montpellier, Conf. Méd. ord. du Roy, Int. des Eaux Min. de Ségray, & Associé-Corresp. de la Société des Belles-Lettres d'Orleans.*

A ORLEANS,
Chez L. F. Couret de Villeneuve, Imp. Ord. du Roy, & de l'Evéché. 1747.

AVEC PERMISSION.

Nihil curæ meæ ſatis eſt; cogito quàm ſit magnum dare aliquid in manus hominum. Pline.

DISSERTATION

SUR LES

EAUX MINERALES

DE SEGRAY.

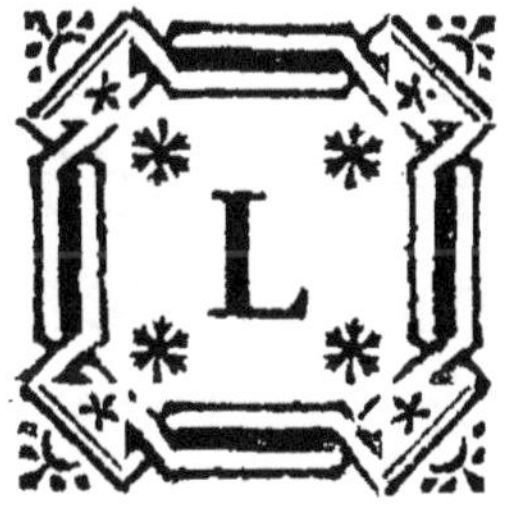

A Nature, toute attentive qu'elle eſt à notre conſervation, ne s'eſt pas contentée de compoſer, de préparer en particulier les différens ſecours que nous tirons des Végétaux, des Animaux & des Minéraux; elle a encore eu ſoin, pour que rien ne manquât à ſon ouvrage, de mélanger les différens Minéraux, de les diſſoudre avec des menſtrues aqueux, pour en former des boiſſons ſalutaires que nous connoiſſons ſous le nom d'Eaux Minérales : aucun reméde n'eſt employé plus ſouvent & avec plus de ſuccès que ces Eaux Minérales, & aucun Reméde n'eſt employé avec moins de confiance : on ne peut cependant nier que les Eaux Minérales n'ayent fait de plus grandes cures qu'on n'auroit dû attendre des médicamens tirez de la Chymie & de la Pharmacie ; c'eſt donc une eſpéce d'ingratitude de les regarder comme quelque choſe d'inutile, & dont l'uſage ne peut ſervir qu'à débaraſſer un Médecin d'une maladie qui, par ſon opiniâtreté, reſiſtoit à tous les remédes qu'il pouvoit preſcrire. Si cependant l'on tiroit l'excellence de ce Reméde de ſon ancienneté, nous en aurions peu de meilleurs; tous les peuples s'accordent ſur la bonté des Eaux Minérales. Les Romains, qui étoient le peuple le plus ſenſé & dont nous devons reſpecter les déciſions, ont reconnu l'efficacité de ces Eaux. Que l'on ouvre les Plines, les Vitruves, les Senéques, & l'on verra combien ils les eſtimoient & les employoient ſouvent : étonnez des cures merveilleuſes qu'elles produiſoient, ils les regardoient comme un véritable préſent des Dieux, & c'étoit auſſi à eux qu'ils en attribuoient les effets.

Les travaux de Meſſieurs de l'Académie Royale des Sciences nous ont ſuffiſamment inſtruit de la nature des Eaux qu'ils ont examinées, & nous avons cessé dès-lors d'être si surpris des cures que l'usage de ces Eaux produisoit, puisque par l'analyse qu'ils en ont faite, ils nous ont démontré que les Eaux Minérales n'étoient qu'une teinture des différens Minéraux que nous employons avec tant de succès.

C'est à la Chymie qui s'est perfectionnée dans ces derniers tems, que nous devons les lumiéres que l'on nous a données sur cette matiére, & c'est par son moyen que nous pourrons y faire de nouvelles découvertes.

Il y a une Chymie dans les entrailles de la terre plus parfaite que la nôtre; son sein est, pour ainsi dire, le grand

& magnifique laboratoire de la nature, c'eſt là où preſque tout ſe forme ; on n'y voit qu'infuſions, macérations, digeſtions, calcinations, fuſions, ſolutions, filtrations, précipitations, évaporations, & congellations : c'eſt par toutes ces différentes opérations que ſe forment les métaux, les pierres, les terres, les ſucs concrets, ſalins, ſulphureux, les axonges de terre, ou les ſucs bitumineux, les naphtes, les pétroles, &c. La nature travaille ſans ceſſe, mais elle couvre ſes travaux d'un voile myſtérieux ; ſi elle ſe découvre à quelqu'un, ce n'eſt que ſuperficiellement ; cependant la raiſon, les ſens, l'expérience ſont ſes eſpions qui agiſſant de concert, la forcent & la ſurprennent dans ſes plus ſécretes opérations ; c'eſt à leur faveur & ſous leurs auſpices que j'entreprens de déterminer de quelle nature ſont les Eaux de Ségray , & quel métal entre dans leur compoſition.

Ces Eaux ont été autrefois trop célébres par les guériſons qu'elles ont opéré, pour n'avoir pas attiré toute l'attention des Médecins. Leonard Poillevé , qui exerçoit la Médecine à Pithiviers en 1620 nous en a laiſſé une diſſertation ; cet Auteur, quoiqu'ancien, en parle comme d'une eau connue depuis longtems, & qui a opéré des cures merveilleuſes. Pierre Poiſſonet, Aggregé aux Médecins d'Orleans en 1644, s'eſt également appliqué à nous découvrir leur nature, il leur reconnoît de ſi admirables qualités, qu'il leur donne la préférence ſur les Eaux de Bourbon, de Pougues, de Forges, & autres Eaux Minérales les plus célébres.

Les qualités que ces Auteurs leur ont reconnu autrefois, ſont les mêmes aujourd'hui, puiſque la nature de ces Eaux n'a point changé, comme on le peut voir à travers l'analyſe groſſiére qu'ils nous en ont laiſſé.

Examinons donc plus exactement que ces Auteurs ne l'ont fait; quelle eſt la nature de ces Eaux, en quoi elle conſiſte & comment elles ſont capables de produire les effets qu'on leur attribue; ſervons nous des diférens moyens que la Chymie nous préſente pour y parvenir; employons les diſtillations, les évaporations, les congellations, les différens mêlanges, pour forcer la nature à nous déclarer son ſecret, & à payer nos pénibles recherches par d'utiles & d'heureuſes découvertes.

Quoique la vertu qui réſulte du mêlange des différens Minéraux ſoit très multipliée, & que les Minéraux qui ſont en aſſez grand nombre & qui ont une nature différente puiſſent donner aux Eaux des titres particuliers, tous les Auteurs cependant s'accordent à ranger toutes les Eaux Minérales ſous deux Claſſes, dont l'une comprend celles qui ſont froides, & l'autre celles qui ſont chaudes.

Les Eaux Minérales de Ségray, doivent être rangées dans la Claſſe des Eaux Minérales froides.

Quant à leur nature, j'oſe aſſurer par les expériences réitérées que j'en ai faites, qu'elles ſont ferrugineuſes.

Voici les expériences & les obſervations ſur leſquelles je ſuis fondé.

1°. Les pierres du Baſſin, & généralement les pierres & les terres par où paſſe cette Eau, ſont rouſſâtres, enduites d'une eſpéce de limon jaunâtre, qui donne au goût un ſentiment d'aſtriction, qui imite aſſez le goût que donne la rouille de fer.

Cette ſeule obſervation paroît déciſive, pour prouver que l'Eau dont il s'agit eſt ferrugineuſe; en effet, puiſqu'on trouve dans ce limon & le goût, & la couleur de la rouille de fer, on ne peut guére exiger de plus fortes preuves.

2°. On voit à la ſuperficie de

ces Eaux une eſpéce de pellicule graiſſeuſe qui ſurnage comme une graiſſe limoneuſe de couleur de gorge de pigeon.

Cette obſervation ne pourroit pas elle ſeule nous prouver l'exiſtence du fer dans ces Eaux, puiſqu'il ſuffit qu'il y ait du ſouffre pour nous faire paroître cette pellicule ; cependant lorſqu'on joint cette obſervation aux autres, elles confirment ce que nous avançons, puiſque cette pellicule n'eſt que le ſouffre ou le phlogiſtique du fer volatiliſé.

3°. J'ai obſervé quelquefois une eſpéce de poudre d'or qui ſembloit nager dans cette eau ; or, cette poudre ne me paroît être autre choſe que le mélange de la terre abſorbante & des particules martiales.

4°. Le goût de ces Eaux a quelque chose de fade, & si on les laisse quelque tems reposer dans un vaisseau, on y distingue un goût de fer rouillé.

5°. Si on jette de la Noix de Galle réduite en poudre sur une quantité de cette Eau, elle prend aussi-tôt une couleur rouge-violette, tirant au noir & qui approche d'autant plus de la couleur noire, qu'on a mis plus de Noix de Galle.

Ce n'est pas une propriété qui soit particuliére à la noix de Galle. J'ai fait les mêmes expériences avec différentes drogues dont voici le résultat.

Les Balaustes, l'écorce d'Aune, l'écorce de Neflier, la racine de Quinte-Feuille, la racine de Houblon, les cinq espéces de Myrobolans, qui sont les Indiens, les Chebules, les Bellériques, les Citrins, les Embliques, produisirent à peu près le même effet que la Noix de Galle. L'écorce d'Aubier, le Kinkina, l'écorce de Prunier sauvage produisirent une couleur moins forte & donnerent un violet plus léger.

Les petites feuilles d'Aubier, d'Aune, de Mille-Feuille, triturées, produisirent encore un moindre effet.

Par toutes ces expériences je suis porté à croire que ce changement sera produit par tous les astringents plus ou moins, selon leur plus grande ou leur moindre force d'astriction.

6°. Ayant mis de l'Eau-de-Vie sur cette Eau, elle prit une couleur légérement noire, mais qui ne paroissoit qu'au haut de la liqueur pendant que l'eau du fond étoit aussi blanche & aussi claire qu'elle étoit auparavant.

7°. Ayant mis sur cette Eau de l'esprit de Vin, il ne se fit aucun changement, sans doute parce que l'esprit de Vin à raison de sa légéreté garda toujours le dessus de la liqueur, & ne put pénétrer l'Eau Minérale.

Par le mêlange de cet esprit, il se fit une légére fermentation qui n'étoit pas assés considérable pour être vûe, mais qui se faisoit sentir par une chaleur qu'elle communiquoit au fond du vaisseau.

8°. L'Huile de Tartre par défaillance mêlée avec cette Eau, n'y produisit aucun changement; si cependant à ce mêlange on ajoutoit la Noix de

Galle, la liqueur se changeoit en une couleur roussâtre semblable à de la lie de vin, très différente de la couleur qu'elle donnoit auparavant avec la seule Noix de Galle; on voyoit de plus le haut de la liqueur tout blanc en forme de cercle, qui étoit d'autant plus grand qu'il y avoit plus d'Huile de Tartre.

9°. Ayant fait distiller de cette Eau au bain de sable, l'eau qui sortit par la distillation, se trouva extrêmement fade & ne reçut aucun changement par la Noix de Galle.

Si on laisse évaporer cette eau pendant quelque tems, elle perd cette qualité de devenir rougeâtre par la Noix de Galle, & pour peu qu'on la fasse chauffer, elle la perd de même; ce

Ce qui prouve qu'il y a quelque chose de volatil, de spiritueux dans ces Eaux qui en fait la vertu.

Pour sçavoir si cette Eau perdoit cette qualité, ou parce que la chaleur changeoit l'arrangement de ses parties, ou parce qu'il s'exhaloit quelque chose de spiritueux qui produisoit cet effet ; je remplis de cette Eau une bouteille de grais que je bouchai très exactement, je la fis chauffer au Bain-Marie ; ayant pris de cette Eau ainsi échauffée & y ayant mis de la Noix de Galle, elle prit une couleur rougeâtre ; ayant laissé la bouteille débouchée à peine quatre minutes, & voulant réitérer l'expérience, il ne se fit aucun changement, l'esprit qui y étoit contenu s'étant déja évaporé.

On peut tirer de ces expériences des corollaires très utiles. 1°. Que ces Eaux s'évaporent facilement, & que par conséquent elles ſont moins bonnes lorſqu'elles ont ſouffert le tranſport. 2°. Que ceux qui ſont obligez de faire chauffer ces Eaux pour les prendre en diminuent beaucoup la qualité, puiſque par la chaleur ils font évaporer la partie la plus ſubtile.

10°. Par les diſtillations & les évaporations que j'ai faites de ces Eaux, il ne s'eſt trouvé qu'une terre jaune inſipide, qui ſe gonfloit en y jettant un eſprit acide, comme c'eſt le propre de toutes les terres; quant à la nature de cette terre, elle m'a paru ſimplement abſorbante, légérement aſtringente & d'un goût ferrugineux.

Je n'oſerois aſſurer auſſi hardiment que quelques-uns l'ont fait, qu'il y ait un ſel dans ces Eaux ; il me ſemble plûtôt avoir aſſés de preuves pour ſoutenir le contraire.

1°. Pendant l'évaporation de cette Eau, il ne ſe fit aucune pellicule ſur la ſurface, comme il arrive lorſqu'il y a un ſel contenu dans ce qu'on fait évaporer.

2°. Quatre pintes de liqueur réduites à un demi ſeptier par l'évaporation, n'ont donné aucun goût, ni acre ni ſalé.

3°. Ce même réſidu expoſé à un lieu frais dans un vaiſſeau de grais, ne produiſit aucune cryſtaliſation.

4°. Ayant mêlé partie égale d'Eſprit de Vin & d'Eau Minérale, comme le preſcrit Monſieur Boulduc, aucuns cryſtaux ne ſe formérent, ce qui arrive cependant lorſqu'il y a du ſel contenu.

De ſorte que je ne vois pas ſur quoi ſe fondent ceux qui admettent ce ſel; tout ce que je puis dire en ſa faveur, c'eſt que dans les différentes évaporations que j'ai fait, j'y ai toujours trouvé une eſpéce de terre blanche qui s'attachoit au fond & aux parois du vaiſſeau, mais cela n'eſt pas ſuffiſant pour aſſurer ſon exiſtence; s'il y eſt, c'eſt toujours en trés petite quantité, puiſque nous n'avons pas pû le découvrir par les différentes expériences que nous avons fait à ce deſſein: quant à ſa nature, je le croirois un véritable Sel de Glauber, qui n'eſt que l'acide vitriolique uni à la baſe du Sel Marin, parce qu'on trouve de ce Sel dans preſque toutes les Eaux Minérales.

COROLLAIRE.

PAr toutes les obſervations & les expériences rapportées ci-deſſus, nous avons prouvé que nos Eaux étoient composées d'une terre Martiale, d'acides vitrioliques, d'un Souffre volatil, & peut-être d'un peu de Sel de Glauber; c'eſt de cet heureux mêlange auſſi inimitable à l'Art, que difficile à développer, que provient la vertu de ces Eaux.

Quand l'examen ſcrupuleux que nous venons de faire de ces Eaux, ne nous perſuaderoit pas ſuffiſamment de l'exiſtence du fer dans leur compoſition, l'heureuſe expérience que nous avons tous les jours de l'uſage de ces Eaux, ſuffiroit elle ſeule, pour mettre la queſtion hors de doute ; perſonne n'ignore la qualité du fer, les Médecins ſçavent tous combien ils lui ſont redevables des cures qu'ils opérent par ſon moyen ; les Eaux dont il s'agit, ne contiennent qu'une préparation de fer qui eſt d'autant plus prétieuſe qu'elle eſt inimitable à l'art.

Puiſque nous avons démontré que ces Eaux ne ſont qu'une préparation de fer, nous avons en même tems prouvé que ces Eaux peuvent être très utiles dans nombre de maladies où les ſecours que l'on apporte ordinairement, échouent.

En effet, s'agit-il de briser un sang trop épais, d'en humecter un trop sec, de désobstruer un viscére rempli d'une matiére concrète, de redonner le cours à un écoulement qui s'étoit supprimé, de reprimer les trop grandes évacuations ; les Eaux produiront tous ces effets merveilleux, pourvû que par le conseil d'un sage & sçavant Médecin on puisse distinguer la véritable cause qui les a produit.

Si les Eaux produisent de si bons effets par rapport aux fluides, elles n'en produisent pas de moindres sur les solides : en effet, sont-ils trop desscehés, les Eaux les rendront plus souples ; sont-ils trop relâchez, l'usage de ces Eaux les rafermira, & leur donnera la force nécessaire pour réagir sur les fluides.

Pour m'étendre plus au long ſur ces effets merveilleux, démontrons par théorie, ce que l'expérience nous démontre tous les jours.

Nous diſons que ces Eaux ſont très bonnes pour briſer un ſang trop épais : or, nos humeurs pouvant être trop épaiſſes, ou parce que les parties ſéreuſes de notre ſang ſont diſſipées, ou parce que l'élaſticité de nos vaiſſeaux étant augmentée, le ſang contenu y eſt plus comprimé, plus condenſé, ou enfin parce que les vaiſſeaux étant extrêmement relâchez & foibles n'agiſſent plus, ou du moins foiblement ſur le fluide contenu, dans ce cas notre ſang étant un corps qui n'eſt fluide que par l'action continuelle des ſolides qui agiſſent ſur lui ; cette action venant à manquer il perd son dégré de fluidité : les globules dont notre sang est composé. laissés à eux-mêmes, s'accumuleront & formeront une masse plus ou moins concrète.

Telles sont à peu près les causes qui peuvent produire l'épaississement de nos humeurs ; les Eaux ferrugineuses ne conviendront pas dans ces trois cas, mais seulement dans le premier & le dernier ; dans le premier il s'agit de jetter une détrempe dans le sang, rien de plus propre que ces Eaux ; dans le dernier cas, il s'agit de redonner de l'élasticité aux parois des vaisseaux trop amollis : les Eaux par leur qualité légérement astringente sont très en état de le faire, & par leur qualité aperitive, elles peuvent briser ce sang épaissi qui s'étoit accumulé ; mais dans le second cas, où la cause de l'épaississement est une trop grande force de la part des vaisseaux, il est clair que, tant par la qualité astringente de ces Eaux, que par leur qualité aperitive en stimulant légérement, on augmenteroit cette force, & que loin d'aporter du soulagement, on ne feroit qu'augmenter la maladie.

On peut se servir des mêmes raisons pour prouver que ces Eaux ne sont pas moins bonnes pour humecter les parties solides, trop dessechées ; car les parties sont dessechées, ou parce qu'il n'y a point assez de sérosité dans la masse du sang ; les Eaux en ce cas peuvent y suppléer, ou parce que les humeurs sont trop grossiéres pour pouvoir pénétrer les vaisseaux capillaires de chaque fibre, & leur donner leur dégré de souplesse. Dans ce cas, rien de plus convenable que ces Eaux, puisqu'en divisant ces humeurs épaissies par leur qualité aperitive, elles les rendront plus fluides, & par conséquent très-propres à pénétrer les plus petits capillaires de notre foible machine.

Ces Eaux seront aussi très-bonnes pour redonner de la force aux vaisseaux trop relâchés, soit par la terre qui est contenue dans le fer, qui sera capable d'absorber les humidités superflues, soit par sa qualité astringente qui pourra leur redonner leur force ordinaire.

De la Théorie que nous venons d'établir, on peut tirer les Corollaires suivans.

1°. Que ces Eaux seront très-bonnes dans toutes les maladies qui seront produites par un épaississement d'humeurs, telles que peuvent être des maux de tête invéterés, des Vertiges, des Fiévres intermittentes, Asthme sec, Rhumatisme, Hydropisie, Fleurs blanches, Coliques néphrétiques, Suppression des mois, Ecrouelles, restes de Gonnorrhée, Hemorroïdes qui dépendent très-souvent de ce que le sang trop épais ne peut circuler facilement; il sera donc obligé de sejourner dans les veines hémorroïdales, il s'y accumulera, il les gonflera, & y causera de légéres inflammations qui seront suivies de violentes douleurs.

Pareillement dans les Dartres invéterées, Démangeaisons, Feux volages, & autres maladies cutanées où elles produisent d'excellens effets, comme Leonard Poillevé l'a déja remarqué, & comme nous le voyons encore aujourd'hui.

J'obſerverai cependant en paſſant que ſi ces Eaux produiſent de bons effets dans ces maladies, ce n'eſt pas en rafraîchiſſant, comme le commun du monde le croit, mais en levant les obſtructions des glandes cutanées, qui ſont la cauſe primitive de la maladie.

2°. Dans les maladies où il faut délayer, dans ces maladies où les humeurs ſont dépourvûes de la plus grande partie de leurs ſeroſités, telles que peuvent être les vapeurs, l'affection hypocondriaque, douleurs de ſciatique, palpitations.

3°. Dans les maladies où il faut redonner une élaſticité ſuffiſante aux fibres trop relâchées, comme dans l'Oedeme, la Leucophlegmatie, l'Hydropisie, où toutes les parties solides nagent, pour ainsi dire, dans une grande quantité de serosités; dans les fluxions sur la tête, les yeux & autres différentes parties du corps; dans les diarrhées invéterées, flux Hépatique qui n'est autre chose qu'un relâchement si considérable des vaisseaux excrétoires, qu'ils laissent passer non-seulement la lymphe qui sert à humecter, à lubrifier les intestins, mais encore quelques globules rouges, qui, mêlés avec les humeurs lymphatiques, forment une liqueur de couleur de lavure de chairs; or dans ce cas, les Eaux en resserrant ces Vaisseaux trop relâchés, remédieront facilement à ce mal.

Nous n'oublierons pas de dire que ces Eaux ne ſont pas moins bonnes pour l'expulſion des calculs & des glaires, qui retenus & arrêtés dans les Reins & dans l'Urétere, produiſent des douleurs néphrétiques : l'expérience nous apprend que ces Eaux ſe déchargent principalement par la voye des urines, & qu'en ce cas elles ſont très-bonnes pour faciliter l'expulſion des matiéres qui auroient pu s'y amaſſer ; enfin elles ſont bonnes à nombre d'autres maladies qu'on peut déduire facilement de la théorie que nous avons établie.

On prétend détruire tout ce que nous venons de démontrer, en diſant que ces Eaux ſont trop foibles, & qu'on ne doit les employer qu'au défaut de celles de Forges.

A cela je réponds, qu'on ne peut pas dire que les Eaux Minérales de Segray ſoient abſolument plus mauvaiſes ou meilleures que celles de Forges ; car l'expérience nous montre tous les jours que telle perſonne ſe ſera mal trouvée des Eaux de Forges, qui ſe ſera bien trouvée des Eaux de Segray, & *vice verſâ*. Il eſt vrai que les Eaux Minérales de Segray ſont plus foibles, & n'abondent pas tant en Minéral que les Eaux de Forges ; mais on n'en ſçauroit conclure que celles de Forges ſoient meilleures, que celles de Segray, parce que la bonté d'une Eau Minérale ne conſiſte pas dans la quantité abſolue du Minéral, mais dans une quantité proportionnée au tempérament de celui qui la prend ; or aucun

Médecin n'ignore qu'il y a des temperamens, & des maladies dans lesquelles il faut donner le fer à forte dose, & d'autres dans lesquelles il faut le donner à plus petite dose, & cela selon les différentes dispositions du corps. Je suppose, par exemple, qu'un homme dont les solides sont extrêmement desseches & tendus, soit attaqué d'obstructions; dans ce cas, un Médecin qui donneroit les aperitifs à forte dose, bien loin de réussir, augmenteroit la maladie, parce que par les irritations violentes qu'il feroit aux solides trop tendus, les vaisseaux se crisperoient; par ces crispations le sang seroit porté en plus grande quantité dans quelques parties, de-là des inflammations internes; par conséquent, bien loin de guerir la maladie, on ne feroit que l'aigrir. Mais ſi au lieu de donner les aperitifs à forte doſe, on ne les donnoit qu'à petite doſe, & qu'on les mariât avec les délayans, pour lors on verroit avec plaiſir les remédes ſuivis d'un heureux ſuccès, & la maladie céder facilement aux remédes qu'on preſcriroit; ce que nous venons de dire des aperitifs à forte doſe, ſe rapporte aux Eaux de Forges, puiſque le fer y eſt contenu en plus grande quantité; ce que nous avons dit des aperitifs à petite doſe, & mêlés avec beaucoup de délayans, ſe rapporte aux Eaux de Segray, puiſqu'il y a une petite quantité de fer, ſur une grande quantité de liquide; par conſéquent, les Eaux de Segray conviennent, où les Eaux de Forges ſeroient nuiſibles, comme les

Eaux de Forges conviendroient dans des cas où les Eaux de Segray ne feroient rien. Par exemple, ſi on avoit à faire à un homme dont les ſolides ſeroient très-relâchés, dans ce cas il faudroit irriter fortement ; & les Eaux de Forges, comme chargées de beaucoup de Minéral, conviendroient bien ; & les Eaux de Segray, comme trop foibles, ne feroient rien : or, comme entre les malades qui ſe préſentent attaqués d'obſtructions, il s'en trouve qui ont les ſolides, ou extrêmement relâchés, ou extrêmement tendus ; il s'enſuit que les Eaux Minérales de Forges, & les Eaux Minérales de Segray, ſont également bonnes, pourvû qu'on puiſſe diſtinguer les cas où elles conviennent ; donc c'eſt à tort qu'on ſe recrie ſur leur foibleſſe, puiſque c'eſt par cette même foibleſſe ſur laquelle on ſe recrie, qu'elles ſont utiles, & même préférables à celles de Forges dans bien des cas.

Quant aux tems & aux précautions qu'il faut apporter, nous dirons 1°. que le tems le plus propre à prendre ces Eaux, eſt le tems le plus chaud & le plus ſec; le tems le plus chaud, parce que la chaleur des entrailles de la terre étant beaucoup plus grande, la diviſion des principes qui entrent dans la compoſition de cette Eau ſera mieux faite, ſes principes ſeront plus ſubtiliſés; par conſéquent, ils ſeront plus en état de paſſer & de repaſſer dans les petits vaiſſeaux de notre corps, & y produire les effets différens qu'on en attend.

Le tems le plus ſec eſt encore à préférer, parce que dans un tems ſec, l'Eau Minérale eſt chargée de plus de particules Minérales que dans un tems pluvieux & humide ; l'Eau de pluye traverſant les terres, vient ſe joindre aux ſources de l'Eau Minérale, & en diminue ainſi la vertu, comme nous le voyons ſenſiblement par l'expérience ; car ſi après des tems de grandes pluyes on jette de la Noix de Galle deſſus l'Eau Minérale, elle prendra une couleur d'un rouge pàle bien moins foncé, que celui qu'elle donnoit auparavant.

De-là il reſulte que le tems le plus propre pour prendre ces Eaux, eſt le mois de May, Juin, Juillet, Août, Septembre, parce que c'eſt dans ce tems où ſe trouvent ordinairement les conditions que nous demandons ; pour que la boiſſon de ces Eaux ſoit ſuivie de toute l'efficacité qu'on peut en attendre.

Quoique nous admettions ces cinq mois plus propres pour prendre les Eaux, nous n'excluons pas les autres ; ces cinq mois doivent être regardés comme le tems d'élection, & les autres comme le tems de néceſſité : dans l'hyver la froideur de ces Eaux pourra nuire, mais on pourra y remédier en leur donnant un léger dégré de chaleur au Bain-Marie.

Quant aux précautions qu'il faut apporter avant de prendre les Eaux, on doit s'en rapporter à un Médecin ſage & éclairé ; car quoique le vulgaire même par un penchant où ſon ignorance l'entraîne, parle d'un ton déciſif ſur cette matiére : je dirai cependant que la ſaignée & la purgation ne conviennent pas à tout le monde ; aux uns la ſaignée ſeule ſuffit, aux autres la purgation ; il y en a d'autres à qui, & la ſaignée & la purgation ne doivent être employées qu'avec un extrême ménagement, où même point du tout, & cela ſelon la différence des tempéramens, & des maladies qu'on a à traiter.

FIN.

250

www.ingramcontent.com/pod-product-compliance
Ingram Content Group UK Ltd.
Pitfield, Milton Keynes, MK11 3LW, UK
UKHW021956260726
13994UKWH00004B/1793

9 782329 449319